N° 23.

DU
MAL DE MER

SES CAUSES, SA NATURE, SON TRAITEMENT

Son Action Thérapeutique et Morbide

THÈSE

Présentée et publiquement soutenue à la Faculté de Médecine de Montpellier
LE 18 AVRIL 1864

Par Gustave-Frédéric LAURANS

d'Orange (Vaucluse)

Membre de l'École pratique de Chimie et de Physique ; — Membre de
l'École pratique d'Anatomie et d'Opérations chirurgicales ; — Ex-Interne de l'hôpital de Saint–Denis–du–Sig (Algérie).

POUR OBTENIR LE GRADE DE DOCTEUR EN MÉDECINE

MONTPELLIER

TYPOGRAPHIE DE BOEHM & FILS, PLACE DE L'OBSERVATOIRE
Éditeurs du MONTPELLIER MÉDICAL
—
1864

A MON PÈRE, A MA MÈRE.

A MES FRÈRES, A MA SŒUR.

A vous, ma vie entière!

A MON ONCLE

François **BOYER**,

Directeur divisionnaire des Lignes télégraphiques, Chevalier
de la Légion d'Honneur.

*Ma reconnaissance pourra-t-elle
jamais égaler vos bienfaits?*

A MON ONCLE

B. **LAURENS**,

Secrétaire Agent-comptable de la Faculté de Médecine
de Montpellier.

*Vos conseils et votre exemple ne m'ont
jamais manqué. Mon plus grand désir sera
de vous montrer que j'en ai profité.*

G.-F. LAURANS.

A MES TANTES.

Vos soins et vos bontés m'ont rendu bien doux le sentier du travail ; je ne vous oublierai jamais.

A mon Beau-Frère et à ma Belle-Sœur.

Amour et dévouement.

A MES PARENTS ET A MES AMIS.

G.-F. LAURANS.

A mes Maîtres

MM. LES PROFESSEURS

De la Faculté de Médecine de Montpellier.

*Je suis fier autant que heureux
d'avoir été votre élève. Agréez ici
l'hommage de ma plus profond-
estime et de ma plus vive reconnaissance.*

G.-F. LAURANS.

AVANT-PROPOS

L'usage fait presque un devoir à celui qui écrit,
d'instruire à l'avance le lecteur sur la nature, le
but et le plan du sujet qu'il traite, aussi bien que
sur les motifs qui l'ont poussé à l'entreprendre.
Nous allons en deux mots satisfaire à cette exi-
gence.

Notre travail, ainsi que l'indique le titre, a pour
objet l'étude du *mal de mer*. La pensée de vouloir
traiter à fond cette question qui, malgré les essais
nombreux et remarquables qu'elle a vus naître, est
encore en certains points bien obscure, cette
pensée est, sans contredit, au-dessus de nos forces.
Cependant, inspiré des idées et des recherches

scientifiques de ceux qui nous ont précédé dans la carrière, nous abordons cette tâche. Étudier le mal de mer au point de vue de ses causes, de sa nature, de son traitement, de son action thérapeutique et morbide, tel est à la fois l'objet et le plan de ce travail.

Quant aux motifs qui ont décidé notre choix en faveur de cette question, ils sont bien simples. Nos goûts, notre connaissance de la vie nautique, la sympathie qui nous lie à la profession maritime : voilà, avec l'intérêt et l'importance même du sujet, ce qui a fait prévaloir ce choix dans notre esprit.

Puissent ces modestes pages obtenir l'indulgente approbation de nos Maîtres, et ne pas être sans utilité pour ceux que nous avons cru servir en les écrivant !

DU
MAL DE MER

SES CAUSES, SA NATURE, SON TRAITEMENT

SON ACTION THÉRAPEUTIQUE ET MORBIDE

> Pleust à Dieu et à la benoiste digne
> et sacrée Vierge, que maintenant, ie
> diz tout à ceste heure, ie feusse en terre
> ferme, bien à mon ayse! O que troys
> et quatre foys heureux sont ceulx qui
> plantent choulx! O Parces, que ne me
> fillastes-vous pour planteur de choulx!
>
> RABELAIS; *Pantagruel.*

PREMIÈRE PARTIE.

CAUSES.

Parmi les nombreux et divers phénomènes que la
navigation produit chez l'homme, il en est un dont
l'action est à la fois plus générale, plus constante et
plus spéciale: c'est le mal de mer. Le mal de mer,

2

naupathie, (ναυς, navire, παθος, souffrance) nautiasie [1], ivresse nautique, gastro-entéralgie nautique [2], est cet état particulier de malaise, ordinairement passager et peu grave, mais souvent très-douloureux, qui, dès le début de la traversée, affecte les navigateurs, et en particulier les personnes étrangères à la vie nautique.

Cet état est en quelque sorte le partage inévitable de quiconque fait pour la première fois connaissance avec le pont d'un navire. Peu de personnes y échappent, et les cas d'immunité complète ne sont rien moins que rares. Cependant on ne saurait mettre en doute les exceptions à cet égard. On a vu, et l'on voit tous les jours des marins fournir une longue carrière navale sans passer par cette phase ordinaire de leur initiation au noble et rude métier de la mer. En dehors même des navigateurs de profession, en faveur desquels, peut-être, on pourrait admettre une espèce de vocation particulière, d'autres individus ont pu entreprendre les plus longues traversées sans payer leur tribut à la naupathie. Hâtons-nous d'ajouter que cette immunité n'est ni durable ni définitive. Tel qui se croit à l'abri du mal de mer, parce qu'il ne l'a pas

[1] En grec, ναυτιασις. L'expression de nautiésie, qu'emploient certains auteurs, est impropre.

[2] Les mots : ivresse nautique, gastro-entéralgie nautique, ont l'un et l'autre le défaut de n'exprimer qu'un symptôme de la maladie, symptôme qui, du reste, peut manquer souvent.

éprouvé dans ses voyages antérieurs, ou parce qu'une longue pratique de la navigation l'a solidement amarriné ; tel, disons-nous, peut à la première occasion ressentir, comme un simple novice, les angoisses de la naupathie.

Le mal de mer est aussi ancien que la navigation elle-même. « Du jour, dit M. Fonssagrives, où un matelot novice a mis le pied sur un navire, le mal de mer a pris naissance. » Les auteurs de l'antiquité, du reste, montrent dans différents passages, et en dépit d'opinions contraires modernes[1], que cette affection ne leur était pas inconnue. Cicéron, écrivant à un de ses amis qui voulait venir le voir, lui recommande de ne se mettre en mer que dans la belle saison, afin de n'être pas tourmenté par les nausées de la navigation (*Ne nauseæ molestiam suscipias æger*, lib. XVI, litt. VI). Sénèque, Pétrone, parlent aussi de ce pénible malaise, et Pline préconise contre ses atteintes un remède dont il serait bien facile de constater l'efficacité : ce remède, c'est l'absinthe. (*Nauseas maris arcet in navigationibus, potum absinthium. Hist. nat.*, lib. XXVII, cap. XII.) Indépendamment de ces témoignages des anciens, que nous pourrions multiplier, l'étymologie seule du mot nausée, (ναυσία, dérivé de ναυς, navire) indique très-clairement que ce mal n'est pas d'origine nouvelle.

[1] Voir Bulletin de thérapeutique, 1843, tom. XXIV, pag. 20.

Quelques auteurs ont, je ne sais pourquoi, refusé le nom de maladie à l'état pathologique qui nous occupe. Il suffit cependant d'avoir vu quelques naupathisants pour se convaincre des souffrances que cet état cause, des désordres qu'il provoque, et des conséquences funestes qu'il peut avoir. Le grand orateur romain devait l'éprouver à un bien haut degré, lorsque, fuyant la haine de Marc-Antoine, il préféra descendre à terre, où la mort l'attendait, plutôt que de souffrir davantage les angoisses naupathiques sur le vaisseau où il s'était réfugié. Combien d'hommes que la seule crainte du mal de mer retient loin de leurs intérêts, ou des objets les plus chers à leur cœur ! Malheureusement, l'art est le plus souvent sans ressources contre cette affection, et cela ne contribue pas peu à la faire considérer comme sans danger. Nous verrons cependant plus loin qu'elle peut être suivie des accidents les plus graves et que, dans certains cas même, la mort peut en être la conséquence.

Venons-en maintenant aux symptômes. Cet état qui, pour le dire en passant, coïncide le plus souvent avec le moment du départ, et qui, indépendamment des aptitudes particulières, varie d'intensité et de durée suivant la violence du temps, le degré d'amarrinement où l'on est arrivé, etc. ; cet état, disons-nous, se traduit par un ensemble de symptômes dont la succession est plus ou moins rapide. Il s'annonce d'abord par la céphalalgie, des vertiges, des éblouissements,

et par un sentiment d'abattement général. Presque
en même temps une salivation abondante et fade appa-
raît, suivie de nausées insupportables, de douleurs
épigastriques et de frissons. La diarrhée survient quelquefois, le plus souvent c'est le contraire qui a lieu,
conjointement avec de l'anorexie. Le pouls est petit,
fréquent, la respiration est difficile, le visage pâle,
le regard éteint; la peau se couvre d'une sueur froide.
Chez quelques sujets nerveux on observe parfois des
contractions spasmodiques de l'urètre[1]. Peu à peu,
cependant, les envies de vomir se font sentir; les
efforts qu'elles provoquent sont de plus en plus cruels.
La prostration augmente, et le malade, que ses forces
ne peuvent plus soutenir, s'accroupit dans quelque
coin du navire, absorbé par la douleur. Bientôt les
contractions stomacales deviennent tellement violentes
et énergiques que la résistance de l'orifice cardiaque
est enfin vaincue, et que les matières alimentaires, vio-
lemment expulsées, s'échappent par son ouverture....

Après un ou plusieurs vomissements successifs,
une détente a généralement lieu dans toute l'économie,
comme quand une crise salutaire vient de s'opérer. Le
patient éprouve un bien-être relatif qui le ranime. Il
parle, il sourit, et, si son état doit cesser, tout rentre

---

[1] Deux fois nous avons été témoin de ce fait, et, dans les deux
cas, le cathétérisme, auquel nous avons eu recours, n'a pu se faire
qu'avec la plus grande difficulté.

peu à peu dans l'ordre. Malheureusement ce n'est pas
toujours ce qui arrive. Le plus souvent, au contraire,
la série des phénomènes que nous venons d'énumérer
se déroule de nouveau et avec plus d'intensité. L'état
de vide plus ou moins complet où les évacuations précédentes ont laissé l'estomac, ajoute encore à la douleur des contractions de cet organe. Alors, les efforts
les plus cruels n'aboutissent plus qu'à faire expulser
quelques mucosités mêlées de bile ou de sang , et dont
le rejet peut, ainsi que nous le verrons bientôt, s'ac-
compagner des conséquences les plus funestes. En ce
moment, le spasme est à son comble, et la prostration est quelquefois telle que le malade gît sans connaissance au milieu de ses déjections qui le souillent,
indifférent à tout ce qui l'entoure, jusqu'à sa propre
conservation.

Ajouterons-nous , pour compléter cette scène dou-
loureuse, que l'impressionnabilité morale et affective
est alors à peu près nulle , et que, chez la femme en
particulier, les deux sentiments les plus nobles et les
plus touchants, ceux qui forment le plus bel apanage
de son sexe, la pudeur et l'amour maternel, sont quelquefois complètement éteints ?

Tels sont les principaux phénomènes dont l'ensemble constitue le mal de mer. Sans doute, ils n'ont pas
chez tous le même degré de durée et d'acuité. Il y a,
sous ce rapport, des différences individuelles qui tien-
nent à l'idiosyncrasie, au tempérament, à la consti-

tution, au sexe, à l'âge, etc., aussi bien qu'à la violence des causes que nous énumérerons bientôt. C'est
ainsi que, toutes choses égales d'ailleurs, les phénomènes naupathiques se bornent, chez certains, à un
simple malaise, tandis que chez d'autres il y a céphalalgie, inappétence, vomissements, et que chez d'autres enfin ces divers troubles acquièrent une intensité
d'autant plus compromettante que la constitution est
plus délabrée.

En général, le tempérament nerveux est un élément
de prédisposition et d'aggravation. On peut en dire
autant du sexe. Les femmes sont, en effet, vouées à
la naupathie d'une manière presque invariable. C'est
aussi chez elles généralement que cette affection revêt
les formes les plus graves. Quant à l'âge, son influence n'est pas moins évidente. Les adolescents
d'abord, et les adultes ensuite, sont ceux dont les
nausées nautiques s'emparent le plus souvent. Les
vieillards, dont la sensibilité s'émousse chaque jour,
y sont beaucoup moins exposés que les précédents,
et les enfants, malgré leur grande facilité à vomir,
jouissent d'une immunité d'autant plus grande qu'ils
sont plus jeunes [1].

---

[1] On a voulu donner de cette immunité des enfants plusieurs
explications dont les principales sont les suivantes : « Si les enfants
à la mamelle sont à l'abri de ce malaise, cela vient peut-être de
ce que la flexibilité des opercules membraniformes des fontanelles

Il est aussi d'observation que les aliénés, les idiots paraissent jouir du singulier privilége d'être plus ou moins à l'abri des influences naupathiques. La même remarque s'applique aux animaux, et, bien que certains auteurs aient avancé le contraire, nos propres recherches ne nous permettent aucun doute à cet égard.

Un fait qui nous a frappé davantage, et sur lequel l'attention des médecins naviguants s'est rarement portée, c'est que l'état d'ivresse semble aussi avoir, dans le cas qui nous occupe, une influence préservatrice. Nous avons pu voir bon nombre d'individus s'embarquer avec des signes d'ébriété non équivoques, d'autres chercher dans le vin, au moment du départ, un antidote contre le mal dont ils redoutaient les atteintes, et chez tous l'immunité a été complète. Cette particularité peut paraître étrange, mais elle sur-

fournit aux excursions du cerveau un espace assez grand pour prévenir sa commotion. » (Fonssagrives; Hyg. nav., pag. 180.) « L'immunité dont jouissent les enfants à la mamelle tient aussi en partie à ce que leur mère ou leur nourrice leur fournit un système très-parfait de suspension qui atténue pour eux la violence des oscillations. » (Id., id.) Enfin, M. Pellarin (thèse inaugurale, Montpellier, 1840), qui attribue le mal de mer à une anémie du cerveau produite par les mouvements du navire, dit que « les très-jeunes enfants, dont le cœur est relativement plus volumineux que celui des adultes, ne sont point par cela même sensiblement incommodés du mal de mer. » La suite de notre travail montrera la valeur de ces hypothèses.

prendra moins si l'on songe que l'homme ivre est, au
point de vue des désordres intellectuels, en tout sem-
blable à l'homme privé de ses facultés mentales. Or,
nous avons admis plus haut que ce dernier était ré-
fractaire à l'action de la naupathie.

L'état de maladie, de convalescence, de grossesse,
qui ordinairement favorise l'action des causes morbi-
fiques, ne nous paraît pas avoir ici une influence trop
fâcheuse; nous croyons cependant que si le sujet est
profondément débilité par des maladies antérieures ou
concomitantes, le mal nautique exercera sur lui une
action d'autant plus désastreuse que cette débilitation
sera plus grande.

Indépendamment des causes que nous venons d'indiquer, et qui ne sont, à proprement parler, que des
aptitudes, il en est d'autres qui, agissant avec le concours des précédentes, provoquent presque toujours
l'apparition de la maladie qui nous occupe. Parmi ces
dernières, que nous appellerons occasionnelles ou
excitantes, il en est quelques-unes qui dérivent directement de l'habitation nautique (influences nautiques), et d'autres qui trouvent leur source en dehors
du navire (influences extra-nautiques).

Étudions d'abord les premières.

1° *Influences nautiques.* — Elles se résument toutes
dans les conditions matérielles du navire lui-même.
Il est, en effet, évident que, toutes choses égales d'ail-

3

leurs, la longueur du bâtiment, la forme de la carène, là répartition du lest, le mode de d'arrimage, etc., doivent influer sur la violence du tangage et du roulis[1], et, par suite, sur l'intensité des phénomènes naupathiques. De même, la malpropreté du navire, la mauvaise disposition de son aménagement intérieur, la nature de son chargement, son encombrement personnel ou matériel, tout cela constitue autant d'éléments aussi insalubres que favorables au développement de l'affection qui nous occupe.

L'emploi de la vapeur, comme force motrice, peut aussi être considéré comme une condition désavantageuse, et cela à un double point de vue. En effet, outre que les émanations malsaines qui se dégagent des soutes à charbon et de la machine favorisent beaucoup l'apparition des nausées, la trépidation toute particulière que le moteur imprime aux pyroscaphes, πυρ, feu, σκαφος, barque) rend le séjour de ces derniers bien plus incommode que le séjour des navires à voiles.

2° *Influences extra-nautiques.* — L'air pélagien ne possède certainement pas des qualités identiques à

---

[1] On appelle tangage le mouvement alternatif d'élévation et d'abaissement du navire dans le sens de sa longueur. Le roulis, au contraire, consiste dans l'oscillation du navire d'un côté à l'autre.

celles de l'air continental. L'analyse a depuis longtemps démontré, dans le premier, un excès d'acide
carbonique et de vapeur d'eau joint à une quantité
plus ou moins considérable de chlorure de sodium que
ce même air tient en dissolution. Peut-on attribuer à
cette différence de composition la cause des phénomènes naupathiques? Est-il permis de croire que
cette différence ait sur l'économie animale une influence telle qu'il puisse s'ensuivre tous les désordres
dont nous avons plus haut fourni l'énumération? Non,
certainement. La naupathie, on le sait, se déclare
généralement au début même de la navigation, alors
que l'atmosphère pélagienne, confondue avec l'atmosphère terrestre, ne présente que peu de modifications.
Elle ne saurait donc être le résultat de changements
survenus dans la constitution physique, chimique ou
hygrométrique du fluide aérien.

L'influence du mouvement de la mer est d'une tout
autre valeur ; on peut même dire que cette influence
constitue à elle seule un élément étiologique aussi im-
portant que tous les autres réunis. Il est, en effet,
évident pour tous, que plus la houle est forte et la
hauteur des lames considérable, plus le mal qui en
résulte est intense. Qu'un navire lève l'ancre par un
temps calme et une mer immobile, et la naupathie
restreindra ses effets dans des proportions telles, qu'il
sera impossible quelquefois d'en tenir compte. Il est

trop facile de se convaincre de cette vérité pour qu'il soit urgent d'y insister davantage.

En terminant cette étude étiologique, nous sommes forcé d'établir qu'aucune des causes que nous venons d'énumérer n'est par elle-même assez puissante, assez efficiente, pour donner lieu au mal qui nous occupe. Sans contester leur influence relative, nous croyons qu'elles ont besoin, pour être suivies de leur effet, d'un état spécial chez le sujet, état dont nous parlerons bientôt, et en vertu duquel l'organisme peut transformer en maladies l'action pathogénique de ces divers éléments morbides. L'expérience, de concert avec la statistique et l'induction, confirme cette manière de voir, qui seule peut expliquer les particularités individuelles qu'on observe dans le mal de mer, alors que les conditions étiologiques extérieures sont les mêmes.

Nous donnons ici deux tableaux comparatifs des cas de naupathie observés par nous pendant deux traversées successives de Bayonne à Buénos-Ayres, à bord d'un navire à émigrants, sur lequel nous étions embarqué en qualité de chirurgien. On peut voir, par les résultats de ces observations (prises le premier jour de la traversée), que la statistique n'infirme en rien la plupart des proportions que nous venons d'émettre, relativement à l'étiologie du mal de mer.

PREMIÈRE OBSERVATION. — 10 Mai 1862.

NOMBRE DE PASSAGERS, 195.	Temps couvert. — Vents maniables. — Mer agitée.			TEMPÉRATURE 13 degrés au-dessus de 0.
		—	—	—
Hommes..... 121	Au-dessus de 50 ans.	17	Ayant le mal de mer.	2
	Au-dessus de 20 ans.	82	— — —	61
	Au-dessus de 5 ans.	16	— — —	10
	Au-dessous de 5 ans.	6	— — —	0
Femmes..... 72	Au-dessus de 50 ans.	8	Ayant le mal de mer.	5
	Au-dessus de 20 ans.	49	— — —	40
	Au-dessus de 5 ans.	15	— — —	11
	Au-dessous de 5 ans.	2	— — —	0

DEUXIÈME OBSERVATION. — 24 Décembre 1862.

NOMBRE
DE PASSAGERS,
219.

Temps neigeux. — Vents faibles. — Mer presque calme.

TEMPÉRATURE
8 degrés
au-dessus de 0.

Hommes........ 152	Au-dessus de 50 ans.	21	Ayant le mal de mer.	5
	Au-dessus de 20 ans.	90	— — —	62
	Au-dessus de 5 ans.	55	— — —	24
	Au-dessous de 5 ans.	8	— — —	0
Femmes...... 67	Au-dessus de 50 ans.	12	Ayant le mal de mer.	7
	Au-dessus de 20 ans.	54	— — —	26
	Au-dessus de 5 ans.	18	— — —	15
	Au-dessous de 5 ans.	5	— — —	0

DEUXIÈME PARTIE.

NATURE.

Peu de questions, en hygiène navale, ont été aussi agitées que celle de la pathogénie du mal de mer ; et cependant, malgré le grand nombre d'hypothèses plus ou moins ingénieuses par lesquelles on a cherché à l'expliquer, la nature de cette affection est encore une énigme. Nous n'essaierons pas d'augmenter les ténèbres qui couvrent ce problème, en ajoutant une démonstration nouvelle à celles qui ont été déjà posées. Nous nous contenterons de discuter ici les principales, nous réservant de donner tous les développements nécessaires à celle qui nous paraîtra préférable.

1° Pénétré de cette idée, que l'impression produite sur la vue par les mouvements du navire, était due à un trouble de l'innervation visuelle, Darwin crut reconnaître dans les phénomènes naupathiques les résultats de cette lésion ; suivant lui, le mal de mer devrait être attribué au vertige que la vacillation apparente des objets détermine.

Bourru partage cette opinion quand il dit : « Rien n'est plus capable de donner ou d'augmenter le mal de mer, que de fixer quelque temps les yeux sur cette vaste étendue d'eau qui environne le navire [1]. »

M. Pierquin (*Journal des progrès des connaissances médicales*) adopte aussi cette manière de voir. D'après lui, l'encéphale est alors primitivement affecté, et fait réfléchir son action sur les organes abdominaux et principalement sur l'estomac. Cet état de l'estomac trouve à son tour sa cause dans l'action sympathique de la vue troublée par les mouvements continuels des objets environnants.

S'il en est ainsi, comment se fait-il que les aveugles aient le mal de mer? Comment expliquer la permanence des accidents naupathiques, alors qu'on tient les yeux complètement fermés?

2° Une seconde théorie est celle qui fait remonter la naupathie à l'agitation des viscères abdominaux. Nos organes, comme nos fluides, sont tous plus ou moins mobiles au sein des réservoirs qui les contiennent ; ils doivent donc participer aux divers mouvements qu'un exercice quelconque imprime à l'économie. Or, la mobilité incessante du navire soumettant l'homme à des mouvements continuels, un ballottement des organes internes ne peut manquer de s'ensuivre. C'est à ce ballottement des viscères abdominaux en particulier, que certains auteurs, entre autres

---

[1] Gilchrist, traduit par Bourru; Utilité des voyages sur mer. Paris et Londres, 1770, chap. II, pag. 25.

M. Kéraudren, font remonter la cause du mal de mer.

Cette explication n'est pas admissible. En effet, outre que les mêmes causes n'amènent pas chez tous et proportionnellement à leur intensité les mêmes résultats, on comprend encore moins pourquoi les animaux, les aliénés, les enfants, jouissent du privilége que nous avons signalé. D'ailleurs, le saut, la danse, l'équitation, etc., impriment à l'économie des secousses pour le moins aussi fortes que celles dont il s'agit ici, et cependant ces exercices ne provoquent généralement pas de nausées.

3° Wollaston, en vrai physicien, a cherché à trancher la question, en comparant l'appareil circulatoire de l'homme à un tube barométrique. De même que, dans un baromètre, le mercure s'élève d'autant plus vite que cet instrument est plus rapidement abaissé ; de même, dit cet auteur, le sang remonte promptement vers l'encéphale, par le fait même des secousses que le navire imprime à l'économie. Or, dans ces conditions, le cerveau recevant un afflux de sang plus considérable qu'à l'ordinaire, cet organe se congestionne, s'engorge, et c'est sous l'influence de cette hyperémie que le mal de mer se produit.

Nous répugnons trop aux explications que rendent les faits produits dans des appareils de physique, assimilables à ceux qui se passent en nous, pour adopter une pareille manière de voir[1]. Du reste, rien ne ressemble moins à une congestion cérébrale que l'état d'hyposthénie où jette le mal nautique. La pâleur des traits, la décoloration de la conjonctive et des lèvres, la prostration des forces, tout annonce, au contraire, que la circulation encéphalique est anémiquement modifiée. Ce qui, du reste, doit encore plus faire éloigner l'idée d'une congestion cérébrale, c'est que l'on souffre moins couché que debout, c'est que la position horizontale procure du soulagement.

4° Un médecin de la marine, M. Ch. Pellarin (Thèse inaug., Paris 1840), tout en adoptant cette idée que le mal de mer dépend d'une modification survenue dans la circulation encéphalique, a donné de cette affection une théorie qui diffère complètement de la précédente.

«Le mal de mer, dit cet auteur, doit être attribué au trouble apporté dans la circulation du sang par les mouvements alternatifs d'inclinaison, soit latérale (roulis), soit antéro-postérieure (tangage) qu'exécute le navire. Ce trouble a pour résultat, non pas de con-

---

[1] On ne conçoit pas comment on a pu mettre en parallèle les effets qui se produisent dans un tube inerte, droit, à diamètre sensiblement uniforme et contenant un liquide purement soumis aux lois de la pesanteur, avec ceux qui se passent dans des canaux animés, flexueux, à diamètre variable, et renfermant un fluide mu par cette puissance intérieure qui préside aux phénomènes vitaux; la force vitale.

gestionner le cerveau, comme le prétendait Wollaston, mais de le priver, au contraire, de l'afflux d'une quantité de sang suffisante à la stimulation de ce centre nerveux. Ce qui arrive dans le mal de mer est tout à fait analogue à ce qu'éprouvent assez souvent les personnes que l'on saigne debout ou assises, et qui, en même temps qu'elles se sentent défaillir, sont prises de nausées et de vomissements. Insuffisante excitation du cerveau, tel est, suivant moi, le fait primordial et pathogénique dans le mal de mer. »

Il ressort de là, ainsi que le remarque l'auteur lui-même, que «ceux chez lesquels la circulation est naturellement énergique, ou qui l'activent par des travaux de force, sont ceux qui résistent le mieux au mal de mer.»

Dès-lors, le traitement est facile à établir. Profondes inspirations, décubitus avec la tête basse, emploi de la ceinture abdominale (non pas, comme on pourait le croire, pour fixer les intestins, mais bien dans le but de pousser le sang vers la tête), voilà ce que conseille M. Pellarin à l'endroit de la curation.

Cette théorie a, comme celle de Wollaston, le défaut d'être un peu trop mécanique. En outre, rend-elle compte de tous les phénomènes de la naupathie? Nullement. Le développement du mal de mer, au milieu d'un océan tranquille, l'immunité des enfants, des aliénés, et une foule d'autres faits, échappent à cette interprétation comme aux précédentes.

5° Les mouvements continuels du navire forcent l'homme de mer à faire des efforts musculaires incessants dans le but d'assurer le maintien de son équilibre. Pour celui surtout qui n'a pas, comme on dit, le pied marin, cette gymnastique est encore plus laborieuse, plus pénible. C'est à cette continuité de contractions musculaires que certains auteurs ont attribué l'origine du mal de mer.

Nous ne refusons pas à cet ordre de causes l'influence nocive qu'il peut avoir en pareil cas ; nous savons, en effet, que les contractions intestinales en particulier entraînent parfois à leur suite des céphalalgies rebelles, des congestions cérébrales, la formation de tumeurs hémorrhoïdales, etc. ; mais la persistance si fréquente des accidents nautiques, pendant le séjour au lit et par les temps calmes, rend cette explication insuffisante *à priori*.

6° Que penser de la théorie de M. Sémanas (*Du mal de mer*, Lyon 1850), qui fait remonter l'origine du mal de mer à une intoxication miasmatique ? Rien, selon nous, n'est plus apocryphe que l'existence de ces miasmes marins.

7° Se fondant sur la ressemblance qui existe entre les symptômes de la commotion cérébrale légère (éblouissements, vertiges, tintements d'oreilles, nausées, résolution des forces, tendance syncopale, etc.), et ceux de l'affection nautique, certains auteurs, Gilchrist, Sper, Fonssagrives, n'ont pas hésité à voir dans les ébranlements que les mouvements [1] du navire font subir au cerveau, le fait primitivement pathogénique dans le mal de mer. Outre que la plupart des phénomènes naupathiques se refusent encore à cette explication, peut-on admettre que les oscillations du navire soient de nature à produire ce prétendu ébranlement cérébral? Nous ne le croyons pas. Ces oscillations, en effet, sont cadencées, rhythmiques, et généralement peu brusques; et de plus, leur action ne s'exerçant pas directement sur le cerveau [2], nul doute qu'elles ne soient insuffisantes à produire un pareil résultat.

[1] « Ces mouvements contre-nature impriment des secousses dont les effets se concentrent au cerveau, cette partie du corps la plus impressionnable par sa masse, sa mollesse et son peu d'élasticité. Les molécules de cet organe, après avoir éprouvé une sorte d'ébranlement, sont affaissées sur elles-mêmes, et de là tous les symptômes qui caractérisent le mal de mer. » (Larrey; Mémoires de chirurgie militaire. Paris, 1812, tom. I.) L'auteur explique ensuite la variabilité des dispositions au mal de mer par les différences de volume, de consistance et d'élasticité de la masse encéphalique.

[2] Le mode d'union des différentes parties du crâne, leur interruption, leur inégalité, la présence des replis et cloisons membraneuses fournies par la dure-mère, l'existence d'un liquide (liquide sous-arachnoïdien) qui remplit toutes les anfractuosités intra-crâniennes, etc., sont autant de conditions qui favorisent la décomposition des violences transmises au cerveau et qui s'opposent par conséquent aux lésions mécaniques de cet organe. (Voir Richet; Anatomie médico-chirurgicale, art. *Cavité crânienne.*)

Peut-on admettre, avec certains auteurs, qu'un vice dans la répartition du liquide céphalo-rachidien, lequel forme autour du cerveau un bain partout continu et protecteur, soit le point de départ de la naupathie? On sait que ce liquide, outre l'office que nous venons de lui reconnaître, remplit encore, en vertu du principe d'Archimède, celui de diminuer le poids de l'encéphale [1] et de régulariser la circulation de cet organe, en exerçant sur sa masse un certain degré de compression; or, par le fait des mouvements que le navire communique au cerveau, ce fluide doit nécessairement éprouver des déplacements et perdre une partie de ses propriétés compressives, que Magendie [2] reconnaît si nécessaires à l'accomplissement régulier des fonctions cérébrales. De là certains phénomènes, physiologiques ou pathologiques, analogues à ceux que Magendie a pu étudier sur les animaux au moyen de l'expérience suivante. Ce physiologiste, ouvrant les méninges à leur partie supérieure, pour donner issue au liquide sous-arachnoïdien, vit l'animal présenter des symptômes d'ivresse qui le forçaient à se blottir dans un coin sans pouvoir conserver son équilibre.

[1] Le cerveau pèse en moyenne, suivant Longet, 1318 gram., il perd de son poids dans le liquide sous-arachnoïdien 1292 gram., c'est-à-dire, 49 parties de son poids primitif.

[2] Recherches physiologiques et chimiques sur le liquide céphalo-rachidien. Paris, 1842.

Si nous observons que, dans cette expérience, il n'y a pas simplement déplacement, mais bien soustraction du liquide intra-crânien, nous verrons que les effets, dans les deux cas, ne sont pas comparables. D'autre part, M. Longet a démontré que les phénomènes de titubation observés par Magendie, loin d'être dus à l'issue du liquide en question, provenaient de la section préalable des muscles de la tête, section qui, en entraînant un défaut d'équilibration dans les mouvements musculaires de la tête, peut produire une compression du bulbe. Dans le cas, en effet, où l'on se borne à inciser transversalement les parties molles de la nuque, sans intéresser la cavité crânienne, les mêmes phénomènes se reproduisent.

Du reste, si l'on réfléchit que tous les faits que nous avons reconnus inconciliables avec les explications précédentes se refusent encore à celle-ci, on verra qu'on ne peut à bon droit l'accepter.

Les particularités individuelles qui résultent de l'assuétude nautique, de l'état mental des sujets, du sexe, de l'âge, du défaut de rapport entre les causes et les effets, de la production des effets en l'absence même des causes, tout cela constitue autant de pierres d'achoppement contre lesquelles toutes les hypothèses précédentes viennent se briser.

Il nous reste, pour compléter cet exposé, à indiquer une dernière théorie, celle qui attribue l'origine du mal de mer à une impression morale secondée par une cause physique. C'est à celle-ci, d'ailleurs fort ancienne (Plutarque en parle dans son *Traité des causes naturelles*), et que bien des médecins distingués ont prise depuis sous leur patronage [1], que nous nous arrêterons de préférence. Elle nous paraît, en effet, la plus physiologique et la plus capable de rendre compte de tous les phénomènes du mal de mer. Rentrons à son égard dans quelques développements.

L'homme, on le sait, est à la fois esprit et matière. De l'intégrité de ces deux principes dépend le juste équilibre des fonctions, la santé. Il y a plus, la solidarité qui existe entre l'un et l'autre est telle, que l'un ne saurait être affecté sans produire sur l'autre un retentissement dont nous ne pouvons calculer les limites. « L'âme et le corps, dit Montaigne, sont unis par une étroite couture et s'entre-communiquent leur fortune. » Comment a lieu cette action mutuelle? Quelles sont les lois de cette mystérieuse sympathie? Ici, poser la question, c'est la résoudre.

Quoi qu'il en soit, ces influences réciproques existent. Ce que nous savons aussi, c'est que celles qui sont de l'ordre moral exercent sur nous une action plus efficace que celles qui appartiennent à l'ordre physique; c'est que les premières ébranlent plus profondément notre pauvre machine.

[1] Voir Larrey; Mém. de chir. mil., Paris, 1812, et Guépratte; Monog. du mal de mer, thèse inaugurale, 1814.

C'est surtout dans les épidémies, dans les maladies contagieuses, que cette influence du moral sur le physique se fait sentir. Cette influence est quelquefois telle, que plusieurs médecins, entre autres Van Helmont, se sont cru en droit de croire que la peur et la contagion étaient une seule et même chose. Gaubius, qui distinguait l'une de l'autre, mettait en doute si, dans les maladies épidémiques, ceux que la peur dominait n'étaient pas les seuls qui fussent frappés par le fléau.

Lors de l'épidémie de fièvre jaune qui ravagea l'Espagne en 1800, le capitaine-général à Malaga, convaincu que la peur était une des causes les plus meurtrières des épidémies, s'imagina de cacher au public l'existence de ce terrible fléau. Il rassembla donc tous les médecins de la ville, et leur fit signer une déclaration par laquelle ils reconnaissaient que la maladie de Malaga ne ressemblait en rien à celle du reste du royaume. Cette pièce fut envoyée à Madrid, et l'on obtint la permission de ne pas établir de cordon sanitaire, circonstance qui acheva de tromper les habitants sur leur véritable situation. Cette démarche, jointe à certaines mesures hygiéniques, eut un plein succès. Le nombre des malades ne fut pas considérable; l'épidémie fit moins de ravages, et cessa plus vite [1].

[1] Broussonnet, cité par Dariste; Mémoire sur la non-contagion de la fièvre jaune. Bordeaux, 1824, pag. 51.

Ce n'est pas d'aujourd'hui que l'on sait qu'une foule de maladies plus ou moins graves prennent naissance ou disparaissent sous l'influence de fortes émotions. Le principe pensant, en fixant alors toute son activité sur une seule perception, se dérobe pour ainsi dire à toutes les autres. L'individu se soustrait par cela même à une foule d'influences étrangères, tout en devenant plus apte à être affecté par l'impression qui le domine. Un homme perclus de tous ses membres se sauve tout effrayé, en apprenant que sa maison est en feu. Un autre est subitement guéri d'une fièvre intermittente tierce, très-opiniâtre, par la peur qu'il a de faire naufrage [1]. Au rapport de Petit (de Lyon) (*Discours sur l'influence de la Révolution française*), l'hydropisie d'une femme se serait dissipée le premier jour du bombardement de Lyon, et une sœur, sujette à des accès d'oppression, n'aurait jamais joui d'une meilleure santé qu'à l'époque du siége de cette ville.

Or, s'il est vrai que toutes les maladies, en général, puissent être diversement modifiées sous l'influence d'une impression morale quelconque, il n'est pas du tout surprenant que le mal de mer présente les mêmes particularités ; et comme d'ordinaire ce sont des passions déprimantes, telles que la crainte, la douleur, l'ennui, etc., qui assaillent le novice au début de la traversée, la maladie a plus de prise sur lui que sur

[1] Zimmermann ; Traité de l'expérience, tom. V, pag. 385-386.

ceux chez qui des sentiments opposés constituent une espèce de résistance morbide. Qu'on ne dise pas que, pour produire les bouleversements dont nous avons parlé plus haut, il est nécessaire que l'impression qui les produit soit brusque, rapide. La lenteur d'une cause n'implique en rien son inefficacité. Dans bien des cas, la permanence d'action compense l'activité.

Fodéré était persuadé de cette vérité, quand il a conseillé comme moyen prophylactique contre la naupathie, l'embarquement sur les navires d'un ou deux conteurs, *gagés secrètement par le commandant*, et dont la jovialité mettrait en quelque sorte le novice à l'abri des atteintes naupathiques, que des maladies passionnelles tendraient à développer chez lui [1]. Les anciens avaient cet usage, et nous en rencontrons à chaque pas des exemples dans l'*Odyssée*.

Pour nous, nous avons pu trop souvent constater les effets favorables ou fâcheux qu'exerce l'état moral des individus sur la genèse et la violence de la naupathie, pour que nous doutions un instant de la réalité de cette influence. En mer surtout, où les impressions morales, par le fait même des conditions de la vie de bord, acquièrent une activité et une puissance nouvelles, leur retentissement sur l'organisme est encore plus considérable. Ici, en effet, les impressions qui résultent de l'étrangeté et de la spécialité de la vie

---

[1] Fodéré ; Traité de méd. lég. et d'hyg. publ., tom. VI, pag. 515.

nautique, de la crainte du danger, de la rupture de toutes les affections, du manque presque absolu de distractions et de plaisirs, du rapprochement forcé des individus et d'une foule d'autres conditions étiologiques inhérentes à la navigation, toutes ces impressions concourent à produire cette susceptibilité nerveuse, cet éréthisme des fonctions cérébrales qui constitue à lui seul une entité morbide et qui, dans le cas qui nous occupe, est le principal élément pathogénique.

Mais, nous devons l'avouer, quelle que soit l'importance de cet élément, il n'exerce guère son action qu'autant qu'il est secondé par les causes physiques que nous avons signalées plus haut. On ne saurait même douter que, du concours plus ou moins nombreux de ces dernières, dépend en grande partie l'intensité du mal ; et c'est lorsque ces causes sont en nombre réunies pour agir de concert avec les influences morales, que les effets de la naupathie sont à redouter.

Il nous paraît superflu d'insister davantage sur cette théorie, dont l'excellence ressort encore mieux de la possibilité où elle est d'expliquer tous les phénomènes naupathiques qui échappent aux autres, et nous conclurons en disant que :

1° Le mal de mer est une maladie nerveuse [1] liée à

[1] Nous entendons par maladie nerveuse, affection nerveuse,

l'existence de certains phénomènes organiques qui jouent à son égard le rôle de cause occasionnelle;

2º Toutes choses égales d'ailleurs, les êtres dont la suceptibilité nerveuse est nulle ou obscure, sont d'autant moins soumis aux influences naupathiques, qu'ils éprouvent moins ces mouvements passifs du sens intime qu'on appelle impressions morales.

névrose, toute névropathie primitive essentielle, sans altération organique, et consistant dans un trouble spécial des facultés sensitive et motrice. Si une lésion matérielle existe, il y a simplement maladie organique.

TROISIÈME PARTIE.

TRAITEMENT.

Avant d'en venir à l'exposition des divers moyens thérapeutiques employés pour combattre la naupathie, nous avons à nous demander tout d'abord s'il faut nécessairement traiter cette névrose. La question ne paraîtra pas petite si l'on réfléchit, d'une part, que le traitement de cette affection n'est pas toujours efficace, et d'une autre part que le mal de mer, ainsi que nous le verrons bientôt, peut être mis à profit dans la cure de certaines maladies.

Pour nous, qui avons plus foi dans la logique rigoureuse des faits que dans les théories plus ou moins ingénieuses qu'enfante l'imagination, nous n'hésitons pas à poser en principe qu'il faut tenter la guérison. Pour si incertaine qu'elle soit, cette dernière n'est pas impossible. D'ailleurs, rien n'est, suivant nous, plus contingent, plus problématique, que le bénéfice que l'on peut retirer de l'état morbide dont nous parlons. A part certains cas où toutes les ressources médicales restent sans effet, où, en un mot, la science est tout à fait impuissante à imprimer à l'organisme malade une modification avantageuse quelconque ; à part ces cas, disons-nous, le remède, serait-il applicable, nous paraît pire que le mal.

Cela posé, quelles sont les indications que présente, dégagée de toute complication, l'espèce morbide qui nous occupe ? Quels moyens avons-nous pour les remplir ?

Les indications sont de deux sortes : étiologiques ou affectives.

1° *Indications étiologiques.* — Elles ont trait aux diverses conditions, soit individuelles, soit extérieures, que nous avons signalées (Voir chap. Ier, *Causes*) comme favorables au développement de l'affection nautique. Elles se résument donc en ceci : éloigner les causes qui peuvent contribuer à la réalisation du fait morbide.

Le malade devra avant tout se tenir dans un endroit sec et bien aéré. «L'humidité, dit Pringle, est l'une des causes les plus fréquentes des dérangements de la santé[1].» Quant à la viciation de l'atmosphère, elle n'est pas moins nuisible. «Nous vivons de pain et d'air, dit à son tour un éminent hygiéniste ; mais nous vivons de pain à certains intervalles, tandis que nous vivons d'air à chaque instant, à chaque souffle de la respira-

[1] Observations sur les maladies des armées dans les camps et les garnisons. Paris, 1755, tom. 1, pag. 124.

tion ; les principes de vie que nous puisons dans ce
dernier ont donc besoin d'être constamment renou-
velés : or, quand l'atmosphère est lourde, épaisse,
méphitique, toujours la même, il est évident que,
loin de vivifier le sang par la respiration, on l'altère
profondément, et il n'y a pas de source de maladies
plus abondante que celle-là[1]. » La promenade sur le
pont en plein air sera donc très-avantageuse, et l'on
devra y recourir, à moins que la violence du mal n'y
fasse obstacle ; mais alors on se gardera bien de fixer
les yeux sur le sillage du navire ou sur un objet mo-
bile quelconque : cela seul suffirait pour déterminer
le vertige et, conséquemment, pour provoquer l'apparition d'accidents naupathiques.

Il faut autant que possible ne pas trop s'éloigner du
centre de gravité du navire : c'est là, en effet, que les
oscillations se font sentir avec le moins d'intensité.

Le naupathisant devra éviter avec soin la présence
de ceux qui souffrent comme lui. La vue des angoisses que les autres éprouvent, et surtout l'aspect de
leurs déjections, suffisent, dans bien des cas, pour
provoquer, même chez ceux que le mal a épargnés, les
phénomènes naupathiques.

Le plus souvent, la station verticale fatigue le
malade et aggrave son état ; la position horizontale

---

[1] Réveillé-Parise ; Hygiène des hommes livrés aux travaux d'esprit. Paris, 1843, tom. II, pag. 10.

devra donc être recommandée. Le repos au lit soulage presque toujours et finit par amener le sommeil, dont l'influence est ici des plus heureuses.

Enfin, on recherchera les distractions, la causerie, les occupations et les exercices agréables. La joie, et en général toutes les passions gaies, sont de puissants leviers de l'hygiène. Nul doute que ces sentiments ne puissent contribuer, dans de larges limites, à la prophylaxie ou à la solution du mal nautique.

Tels sont les conseils à donner aux passagers, lorsqu'on les reconnaît praticables. Dans bien des cas, ces moyens si simples suffisent pour remplir le but qu'on se propose ; dans d'autres, au contraire, ils sont tout à fait impuissants ; c'est alors qu'il importe d'avoir recours aux diverses ressources thérapeutiques dont la médecine navale peut disposer.

2° *Indications affectives.* — Elles se rapportent aux divers éléments qui constituent la maladie. Combattre les phénomènes morbides à l'aide de moyens appropriés, tel est le but qu'on se propose en remplissant ces indications.

La liste des agents employés à cet effet est aussi grande que variée. Presque toute la matière médicale a été mise à contribution. C'est ainsi que les antispasmodiques, les narcotiques, les stimulants, les toniques, les astringents, etc., ont été tour à tour préconisés. Malheureusement la multiplicité des moyens, en thérapeutique, n'implique pas toujours l'efficacité de ces mêmes moyens.

C'est sans doute ce qui a fait dire ici à un éminent écrivain, M. Forget : « que le remède spécifique et unique peut-être du mal de mer, c'est de mettre pied à terre. »

Notre plan n'est donc pas d'entrer dans l'exposition de tous les médicaments qui passent pour aptes à combattre la naupathie ; nous rappellerons seulement ceux dont l'expérience a contrôlé la valeur et dont l'usage est le plus répandu.

A ce titre, l'éther, le camphre, parmi les antispas-modiques, méritent d'être cités. De simples inhalations de ces substances nous ont paru avoir des effets très-heureux. Dans les cas où ces médicaments, introduits par les voies aériennes, inspirent de la répugnance au malade, on peut les mettre à profit sous forme de potion.

L'emploi des opiacés, soit à l'intérieur, soit ender-miquement, a été aussi fortement conseillé. Les pilules d'extrait d'opium à 1 centigram., le laudanum de Sydenham à la dose de 20 à 25 gouttes dans 150 gram. d'infusion, les frictions anodines sur l'épigastre, nous ont plusieurs fois rendu d'importants services.

Parmi les stimulants : l'absinthe, et en général toutes les plantes aromatiques, la menthe, le cachou, etc., ont été recommandés. La plupart de ces substances, en effet, par la stimulation active qu'elles imprimEnt aux fonctions cérébrales et digestives, sont éminemment propres à combattre la prostration intellectuelle et physique où jette le mal de mer. Les infusions théiformes surtout, et le café, qui joignent à leurs propriétés alibiles et médicinales la commodité de leur emploi, sont toujours ici de la plus haute utilité. L'usage des pastilles aromatisées, menthe, citron, vanille, ne doit pas non plus être négligé.

Il est à présumer qu'en pareil cas, les toniques, les amers surtout, peuvent être indiqués. Nous ne croyons pas cependant que les avantages qu'on peut retirer de ces substances soient si considérables que ceux que nous avons reconnus aux agents qui précèdent.

On peut en dire autant des astringents. Ces derniers, pris à l'intérieur, ont même un inconvénient capital, celui de produire ou d'augmenter la constipation, qui est un phénomène à peu près constant dans le mal de mer.

En est-il de même des boissons acidulés et spiritueuses, lesquelles participent, dans des limites variables, au désavantage que nous venons de signaler ? Non, sans doute. Les limonades, les orangeades, les breuvages aiguisés d'alcool, les grogs, tout cela pris avec modération, convient infiniment en pareille occurrence. Si quelques-unes de ces boissons sont rendues mousseuses à l'aide de l'acide carbonique, elles ont encore une valeur plus grande. La vulgarisation des appareils gazogènes, le bon marché des substances effervescentes, permettent facilement de recourir à cette dernière ressource, si utile dans les gastralgies et dans les vomissements en particulier. A défaut, on pourra employer la potion de Rivière, l'eau de seltz artificielle (4 parties environ de bicarbonate de soude pour 5 d'acide citrique cristallisé dans un litre d'eau bien bouché), l'eau de soude carbonatée (*Soda-water*), etc.

Enfin, les aliments et les boissons glacés, le sous-nitrate de bismuth, la noix vomique, la pepsine, etc., ont été l'objet de plusieurs essais dont les résultats ne sont pas encore bien décisifs.

Aux agents thérapeutiques précédents, qui appartiennent tous à la matière médicale, on peut joindre certains moyens réputés prophylactiques ou même curateurs, et dont on a beaucoup préconisé l'usage. De ce nombre est l'emploi de la ceinture abdominale qui, au dire de MM. Kéraudren, Jobard (de Bruxelles), Fischer et de tous ceux qui veulent que le mal de mer soit dû à une locomotion de certains organes intérieurs, produirait de si merveilleux effets. Sans refuser à ce moyen toute efficacité, force nous est d'avouer qu'il n'est que trop souvent inutile. Montaigne [1], à qui les

---

[1] « Par cette légère secousse que les avirons donnent, dérobant le vaisseau sous nous, je me sens trouiller ne sceay comment la teste et l'estomac..... Les médecins m'ont ordonné de me presser

médecins de son temps en avaient conseillé l'emploi,
n'y avait sans doute pas plus de confiance que nous;
car, ainsi qu'il le dit lui-même, il ne voulut point y
avoir recours.

Que penser de la précaution, tant recommandée par
Wollaston, de faire une inspiration profonde à chaque
mouvement de tangage? L'attention soutenue qu'exige-
rait cette pratique, la fatigue excessive qu'elle pro-
curerait, le peu de bénéfice qu'en retirerait le malade,
tout cela rend ce traitement non-seulement inappli-
cable, mais encore pire que le mal.

On peut en dire autant du conseil que donne M. Pellarin, de garder le décubitus dorsal avec la tête basse.
Il n'est, du reste, aucun malade, pour si désireux qu'il
fût de sa guérison, qui consentît à se soumettre à un
pareil mode de traitement.

Il nous resterait à parler d'une foule d'autres re-
mèdes dont l'efficacité est plus que douteuse, et que
le charlatanisme exploite, au grand détriment des malades. Nous en faisons grâce au lecteur.

Tels sont donc les principaux moyens mis en usage
pour remplir les secondes indications dans la naupathie. Sans doute, ces moyens ne jouissent pas tous
du même degré d'efficacité, tous ne conviennent pas
également dans les différents cas qu'on observe. C'est

et ceugler d'une serviette le bas du ventre, ce que je n'ay point
essayé. » (Liv. III, chap. VI, pag. 468.)

au médecin à savoir les associer, les varier avec art,
heureux si en agissant ainsi il voit les efforts de la
thérapeutique ne pas demeurer insuffisants ou stériles.

Avant de terminer cette étude de la cure du mal
de mer, nous avons à nous faire une question. Faut-
il ou ne faut-il pas manger dans l'intervalle des
vomissements? Est-il indiférent, pour celui que tour-
mente le mal nautique, de prendre de la nourriture?
Quelques auteurs, ayant remarqué dans certains
cas que l'ingestion d'aliments n'était suivie d'aucun effet
fâcheux, en ont conclu qu'il ne fallait en rien déroger
aux habitudes bromatologiques du malade. D'autres,
se fondant sur des observations contraires, ont pensé
qu'il était plus que prudent de garder l'abstinence.
Nous nous rallions de préférence à ce dernier avis.
Ce n'est pas d'ordinaire ce que pensent les passagers,
qui ont presque tous une répugnance invincible pour
pour la diète en pareil cas. Certains affectent même
des dispositions boulimiques, et se figurent qu'en se
gorgeant d'aliments ils parviendront à entraver l'apparition ou la marche du mal dont ils redoutent les
atteintes. Rien n'est plus pernicieux que cette pratique.
L'estomac, dont les fonctions ne s'exercent pas alors
comme à l'état normal, est moins propre que jamais
à digérer les substances qu'on lui confie. L'énergie de
ce viscère diminue encore davantage en présence
d'une trop grande quantité d'aliments, et des sym-

ptômes d'indigestion sont la conséquence de cet état de réplétion extraordinaire. Nous nous rappelons avoir vu deux cas de cette nature, où les accidents ne cédèrent qu'à l'emploi à dose élevée et rapprochée des émétiques les plus énergiques.

On a avancé que l'état de pénitude de l'estomac rend les vomissements plus faciles et moins douloureux. Nous voulons bien le croire ; mais nous pensons aussi que ce n'est pas en s'exposant à de plus grands maux qu'on doit chercher à alléger ses souffrances.

Nous conseillons donc fortement aux passagers d'être sobres en pareil cas ; il serait même à désirer pour eux qu'au moment du départ la digestion de leur dernier repas fût toujours accomplie.

QUATRIÈME PARTIE.

ACTION THÉRAPEUTIQUE ET MORBIDE.

1º *Action thérapeutique.* — Si nous jetons un regard d'ensemble sur tous les phénomènes que nous avons étudiés plus haut, comme constitutifs du mal de mer, nous sommes forcé de reconnaître que cette névrose a sur l'économie une influence fâcheuse plutôt que salutaire. Nous allons voir cependant qu'il est, sans contredit, des cas où la thérapeutique peut tirer parti de cette affection et tourner en bien ses effets. Saisir et faire connaître les diverses circonstances où ce mal peut servir aux intérêts sanitaires de celui qui en souffre : tel est maintenant le but que nous allons essayer d'atteindre.

Dès l'antiquité, on a cherché à utiliser le mal de mer au profit de certains états pathologiques. De tout temps on a voulu faire de la navigation un moyen curatif de certaines affections. Les anciens avaient même, dans cette ressource, une grande confiance. Hérodote, cité par Gilchrist, en fait ressortir les avantages et recommande, pour s'en trouver bien, de commencer par un voyage de 60 stades (7 milles environ), en augmentant chaque fois les distances parcourues. Pline reconnaît à ce moyen la même efficacité : « *Quin et vomi-tiones ipsæ, instabili volutatione commotæ, pluribus morbis, capitis, oculorum, pectoris, omnibusque propter quæ elleborus bibitur.* » (*Hist. nat.*, lib. XXXI, cap. VI.)

On trouve dans Oribaze un passage analogue : « *Commotio denique, quæ in navigatione excitatur, vim habet elleboro levi et albo persimilem.* » (*Medicin. collect.*, lib. VI, cap. XXIII.)

Plusieurs siècles après, la même idée a été déve-loppée par Gilchrist, Bourru, Van-Swiéten, etc. Voici comment s'exprime ce dernier à ce sujet : « *Illo au-tem quæ sit procelloso in mari jactatio, robustissimum hominem non assuetum, vertigine, vomitu, anxietate intolerabili, ipso animi deliquio, efficet. Hinc casu aliquando morbos inveteratos sic sanari novimus.* » (*Comment. in Boerrh. aph.*, lib. I, pag. XXXIV.)

Enfin, et dans ces derniers temps, plusieurs méde-cins de la marine, entre autres MM. Fischer, Levê-que[1], etc., se sont efforcés de mettre en honneur cette étrange médication, dont ils ont fait pour ainsi dire une panacée universelle. C'est ainsi que, suivant ces au-teurs, une foule d'affections, telles que : infirmités chroniques, phthisie, affections catarrhales, maladies endermiques et épidémiques, fièvres intermittentes,

---

[1] De la navigation considérée comme moyen thérapeutique dans certaines affections. (Thèse de Montpellier, 1853.)

maladies aiguës ou chroniques du tube intestinal, dysenteries, maladies du foie et des canaux biliaires, coliques hépatiques et jaunisse, calculs vésicaux, rénaux et autres, scrofules, affections cutanées, hystérie, chlorose, anémie, asthme, consomption et tous les états morbides caractérisés par de l'atonie ou du spasme, etc., etc., peuvent retirer, des voyages sur mer, un bénéfice appréciable.

Nous ne saurions partager entièrement une pareille manière de voir. Trop souvent, hélas ! nous avons pu nous convaincre que la plupart des maladies prennent, par le fait même de la navigation, une marche accélératrice des plus compromettantes.

Cependant, ainsi que nous l'avons déjà dit, il ne faudrait pas récuser toute valeur à cette ressource thérapeutique. Il est certainement des cas, aussi rares qu'on les admette, où l'on peut en retirer quelque avantage. Nous croyons, par exemple, comme Desgenettes et Levêque en ont cité des exemples, que les dysenteries, les diarrhées chroniques, peuvent être heureusement modifiées sous l'influence des secousses répétées auxquelles les mouvements du navire soumettent la masse intestinale. C'est peut-être avec autant de raison qu'on a attribué au mal de mer les bons effets obtenus dans certaines névroses cérébrales et dans l'hypochondrie en particulier (Fischer).

Quelques maladies du tube digestif, l'anorexie, la dyspepsie, les embarras gastriques chroniques, peuvent aussi céder à l'emploi de ce moyen. Dans ce cas est-ce, comme le prétend Cœlius Aurélianus, aux propriétés apéritives de l'air marin, « *et enim la-cerantior, atque corporis apertionibus efficax, ob salsi-tatem, maritimus aer* » (*Morb. chron.*, lib. III, cap. VII), ou bien aux secousses que les oscillations nautiques communiquent aux organes digestifs, qu'il faut attri-buer la guérison? Nous pensons que ces deux circon-stances participent également aux bons effets qu'on observe en pareil cas.

On a encore remarqué que certaines sécrétions, soit hygides, soit morbides, paraissent diminuer par la navigation. La fréquence de la constipation chez les marins, de l'aménorrhée chez les femmes, vient à l'appui de cette manière de voir, que confirment, du reste, plusieurs autres faits. Ainsi, il n'est pas rare de voir des écoulements blennorrhagiques, leucorrhéi-ques ou autres, des bronchorrhées, des otorrhées, etc., s'amender ou même disparaître après quelques jours de mer, sans qu'aucune autre cause appréciable puisse expliquer ces heureux effets. On voit souvent aussi des plaies chroniques et rebelles, des ulcères syphilitiques, sécher et guérir très-rapidement à bord. L'exagération du flux sudoral, quand on navigue dans les pays chauds, rend assez bien compte de cette par-ticularité; l'on connaît, du reste, le peu de cas que l'on fait du mercure dans les climats torrides, où les sudorifiques constituent les antisyphilitiques par ex-cellence.

Le fluide spermatique lui-même semble être sé-
creté en moins grande quantité, et c'est peut-être à
cette espèce d'assoupissement de la puissance virile
que les marins doivent de supporter plus ou moins
facilement la continence forcée à laquelle ils sont généralement soumis. (Saurel, *Recherches d'hydrogra-
phie médicale*, 1er mémoire.)

On a signalé les maladies de poitrine, et en particulier la phthisie, comme pouvant retirer de grands
avantages du séjour à bord. Celse, le premier, a for-
mulé cette opinion : « *Utilis etiam in omni tussi, pere-
grinatio, navigatio longa, loca maritima.* » (Lib. IV,
cap. IV, sect. 4.) Depuis, bien des médecins ont
développé cette idée. Gilchrist surtout (*loc. cit.*)
s'est attaché à démontrer toute l'utilité des voyages sur
mer pour la cure de différentes maladies, et notam-
ment de la consomption, et l'on n'ignore pas que
c'est à la salure de l'air marin que cet auteur attribue les bons effets qu'il a cru remarquer en pareil
cas. Outre que rien n'est plus apocryphe que la pré-
tendue vertu des particules salines, auxquelles Gilchrist fait jouer un si grand rôle dans sa théorie,
l'influence des transitions climatériques brusques,
auxquelles la navigation soumet l'homme de mer, ne
permet pas de croire que la vie nautique puisse être
favorable aux tuberculeux. A peine si, au début de la
maladie, et mis en pratique dans des conditions hygiéniques toutes spéciales, ce moyen peut être de quelque

valeur curative. Mais une fois que le fléau a pris pos-
session de sa victime, la navigation, nous en avons vu
des preuves, loin d'amender le mal, ne fait qu'avan-
cer le fatal résultat. C'est là, du reste, une idée aujourd'hui généralement admise, et qu'un médecin dis-
tingué de la marine, M. Rochard[1], vient d'établir d'une
manière irréfutable dans un excellent travail, dont
voici les conclusions.

« 1° Les voyages sur mer accélèrent la marche de la
tuberculisation pulmonaire, beaucoup plus souvent
qu'ils ne la ralentissent ;

» 2° Cette maladie, loin d'être rare parmi les marins,
est, au contraire, plus fréquente chez eux que dans
l'armée de terre. Elle sévit avec une égale intensité
dans les hôpitaux de nos ports, dans nos stations,
dans nos escadres ; les officiers de marine, les médecins, les commissaires, tout ce qui navigue, en un
mot, subit cette loi commune ;

» 3° A part de rares exceptions, qu'il faut bien admettre en présence de quelques faits rapportés par des
hommes dignes de foi, la phthisie marche à bord des
navires avec plus de rapidité qu'à terre ;

» 4° Les professions navales doivent être interdites
de la manière la plus rigoureuse aux jeunes gens qui

---

[1] Rochard ; Influence de la navigation et des pays chauds sur la
marche de la phthisie. (Mém. de l'Acad. impér. de médec. Paris,
1856, tom. XX, pag. 75.)

semblent menacés de phthisie, et auxquels on a coutume de les conseiller ;

»5° Les tuberculeux ne pourraient retirer quelque fruit de la navigation qu'en se plaçant, à bord, dans des conditions hygiéniques spéciales, qu'en changeant de climat au gré des saisons et des vicissitudes atmosphériques, toutes choses qu'il est imposible de réaliser sur les navires qui ont une mission à remplir ;

»6° Les pays chauds, envisagés dans leur ensemble, exercent une influence fâcheuse sur la marche de la tuberculisation pulmonaire et en accélèrent le cours ;

»7° Ceux qui sont situés sous la zone torride, les pays chauds proprement dits, jouissent surtout de cette fâcheuse prérogative, et le séjour doit en être formellement interdit aux phthisiques ;

»8° La plupart des pays chauds situés en dehors de la zone équatoriale sont également préjudiciables aux tuberculeux ; quelques points placés sur les confins de cette région, et concentrés dans un étroit espace, font exception. Ils doivent ce privilège à des conditions locales. Leur séjour garantit mieux les phthisiques et semble prolonger leur existence ;

»9° C'est dans la première période de la phthisie qu'il y a lieu de conseiller l'émigration et qu'on est en droit d'en attendre de bons résultats. »

Le symptôme capital du mal de mer étant le vomissement, la navigation, suivant certains auteurs, devrait

être conseillée dans tous les états morbides où il y a in-
dication majeure d'émétiser le malade. Nous avons vu,
pour notre compte, certains états bilieux disparaître
sous l'influence des vomissements répétés de la naupathie. Tout le monde sait d'ailleurs qu'après la ces-
sation des accidents nautiques, il survient un appétit
extraordinaire, comme après une médication évacuante
des mieux dirigées.

Les maladies endermiques et épidémiques sont
aussi supposées pouvoir bénéficier de la navigation.
Mais dans les cas où cette hypothèse se réalise, n'est-
ce pas uniquement au transport du malade loin du
foyer d'infection, et non au voyage maritime lui-même,
que revient le mérite de la guérison ?

Une foule d'autres états morbides, les exanthèmes
chroniques, les affections vaporeuses du sexe, le scor-
but lui-même (Gilchrist), les fièvres paludéennes et
les engorgements consécutifs du foie et de la rate
(Levêque), jouiraient du même privilége.

Enfin, toutes les maladies qui sont sous la dépen-
dance d'une atonie générale, de l'anémie, de la chlorose, pourraient encore être heureusement modifiées
par les voyages sur mer (Bourru). C'est principalement
à l'absorption des vapeurs du goudron, dont l'air du
bord est toujours chargé, et à l'usage interne d'une
eau rendue ferrugineuse à l'aide des récipients de
tôle où on la renferme, qu'on a cru devoir attribuer
les bons effets dont nous parlons.

Nous arrêtons là l'énumération des divers états morbides dans lesquels les bienfaits de la navigation ont pu être appréciés. On le voit, les avantages qu'on attribue à cet acte ne sont pas si considérables, qu'on doive le regarder comme un moyen thérapeutique très-précieux. Bien plus, ce moyen serait-il d'une efficacité parfaitement reconnue, les nombreux obstacles [1], les préjudices morbides qui, ainsi que nous le verrons bientôt, se rattachent à son emploi, rendront toujours l'application de ce remède aussi rare que peu avantageux.

Du reste, on ne voit pas toujours nécessairement survenir les effets salutaires qu'on attend de la navigation. En d'autres termes, le remède est loin d'être fidèle et constant. Ici, comme partout en thérapeutique, il faut une disposition particulière, une manière d'être impressionné toute spéciale, disposition en vertu de laquelle l'organisme puisse transformer en agents curateurs les diverses influences auxquelles il est soumis.

Enfin, quelle que soit la valeur thérapeutique qu'on accorde au mal de mer, il est rare que ce remède puisse à lui seul suffire à la cure des diverses maladies contre lesquelles on l'a préconisé. Le mal de

[1] L'âge, les occupations, les devoirs de famille, la rupture des affections ou même des habitudes, le manque de fortune, etc., constituent autant d'obstacles souvent insurmontables en pareille circonstance.

mer, on le sait, n'est qu'une des influences nombreuses de la navigation; son action, quelque salutaire qu'on la suppose, restreint forcément ses effets en présence de toutes les conditions anti-hygiéniques où se trouve placé le malade. Le concours d'une foule d'agents thérapeutiques appropriés est le plus souvent nécessaire pour arriver au but qu'on se propose. Or, il faut bien l'avouer, il est impossible que la médecine navale ait à sa disposition toutes les ressources curatives dont l'emploi serait si utile en pareille circonstance. L'approvisionnement pharmaceutique, nous le disons avec regret, n'entre pas pour une large part dans les prévisions de la vie maritime, surtout à bord des navires du commerce. D'ailleurs, le vœu de voir le coffre du chirurgien abondamment pourvu serait-il réalisé, la chaleur des pays tropicaux, amenant plus ou moins vite la fermentation putride de la plupart des substances médicamenteuses, rendra toujours insuffisantes les provisions pharmaceutiques les plus complètes.

De tout ce qui précède, nous pouvons conclure que :

1° Les cas dans lesquels la navigation doit être rigoureusement utilisée comme moyen curateur, sont rares et exceptionnels;

2° Les simples promenades en mer, plus ou moins prolongées ou répétées, offrant tous les avantages des longues traversées, sans en avoir les inconvénients, on devra toujours y recourir de préférence, quand la navigation sera reconnue nécessaire au maintien ou au rétablissement de la santé.

2° *Action morbide.* — S'il est vrai que le mal de mer puisse parfois servir d'instrument de guérison, il peut souvent aussi, nous allons le voir, devenir le point de départ des affections les plus graves.

Notre but n'est pas d'entrer dans l'exposition de toutes les altérations organiques ou fonctionnelles auxquelles la naupathie peut donner lieu. Ce travail nous entraînerait trop loin. Nous nous contenterons de signaler les divers troubles pathologiques qui s'observent le plus communément, et dont les suites sont les plus funestes.

Qu'il nous soit permis à ce sujet d'invoquer les souvenirs de notre propre expérience médico-navale. Voici, entre autres, deux cas qui ne sont en rien confirmatifs de l'utilité ou même de l'innocuité du mal de mer. Chez une femme jusqu'alors exempte de cette affection nerveuse qu'on appelle vulgairement vapeurs, maux de nerfs, nous avons vu, sous l'influence de l'état naupathique, des accès d'hystérie prendre subitement naissance. A chaque gros temps, ces accès reparaissaient avec une acuité proportionnelle à la violence des mouvements du navire, pour se dissiper ensuite dès que le calme revenait. Ni l'acclimatement nautique, ni les soins que nous eûmes à donner à la malade pendant plus de deux mois que dura la traversée, ne purent mettre un terme à son état ; seulement, ayant eu occasion de la revoir quelque temps après son arrivée à terre, nous apprîmes d'elle que son affection avait complètement disparu.

Dans un cas de grossesse assez avancée (la conception remontait à près de sept mois), nous vîmes l'accouchement se faire sous l'influence des secousses brusques qu'un fort roulis imprimait alors au navire. La malade, à qui nous donnions déjà des soins pour son mal nautique, s'attendait si peu à cet incident, qu'elle s'opposa formellement à ce qu'on fît les préparatifs nécessaires en pareil cas. De violents vomissements compliquaient son état, et il était fort à craindre que les contractions musculaires énergiques de l'abdomen et même de l'organe gestateur, ne déterminassent l'expulsion, avant terme, du fœtus. Nous ne fûmes pas longtemps dans le doute. Heureusement l'enfant était viable, et cette parturition prématurée n'eut pas d'autres suites. Que de légitimes regrets n'eût pas éprouvés la mère s'il en avait été autrement !

Les maladies inflammatoires du tube digestif s'aggravent généralement par le fait de la navigation ; quelquefois même il survient alors des gastrorrhagies suivies ou non d'hématémèse, gastrorrhagies qui, dangereuses par leur nature autant que par l'éloignement où l'on se trouve des secours de l'art, peuvent sérieusement compromettre les jours du malade.

Des hernies sont aussi quelquefois la suite des

efforts violents que nécessitent les vomissements. On cite même des cas d'étranglements intestinaux observés dans ces circonstances et suivis de mort.

M. Allard, au rapport de M. Forget, aurait été témoin d'un cas d'encéphalite très-grave et uniquement dû aux vomissements répétés de la naupathie. M. Mesnard, cité par le même auteur, aurait observé une gastro-entérite mortelle, qui n'avait pas d'autre origine[1].

Enfin, des lésions organiques de l'estomac, des ulcères chroniques et même des perforations de ce viscère, des cancers du pylore, des tumeurs abdominales, etc., auraient aussi trouvé leur source dans l'exagération du mal nautique.

Nous ne pousserons pas plus loin ces citations; ce que nous venons de dire suffit pour montrer toutes les atteintes sérieuses que peut porter à la vie du marin l'acte de la navigation. Si, à côté de ces lésions si graves que nous signalons, et de tant d'autres que nous sommes forcé d'omettre, on place les mille misères[2] de la vie de bord, on verra que l'exclama-

---

[1] Forget; *Méd. nav.*, tom. I, pag. 328.

[2] Nous ne saurions mieux faire ressortir ces misères, qu'en reproduisant le passage suivant, où l'auteur, mettant en parallèle l'existence de l'homme à terre avec celle de l'homme à la mer, dépeint d'une manière à la fois si brillante et si vraie quelquesunes des rigueurs de la vie nautique. « Que le laboureur y regarde de près, qu'il considère l'état périlleux du marin, et qu'il juge s'il a lieu de se plaindre. S'il se fatigue tout le jour à pousser la

tion du poëte latin : « *œs triplex circa pectus !* » que les cris de Panurge après le « planchier des vaches » n'étaient nullement exagérés, et l'on n'aura aussi pas de peine à comprendre le peu de confiance que nous avons dans l'emploi de ce moyen en thérapeutique.

Ici se termine la tâche que nous nous étions imposée. Nous ne doutons pas qu'il n'y ait dans ce travail bien des lacunes, bien des imperfections. Notre

charrue..., dès que le soleil disparaît pour faire place à la nuit, il dételle les bœufs qui ont labouré son champ, et regagne son humble chaumière dont il aperçoit de loin fumer le toit. Là, par la nourriture que lui a préparée sa chaste compagne, il répare ses forces épuisées ; puis ses tendres enfants viennent poser sur son sein leurs membres délicats et lui faire oublier ses fatigues... Combien est différent le sort de celui que le désir des richesses conduit et oblige à vivre sur les mers ! Se séparant de sa femme, de ses enfants ; poussé, pour ainsi dire, hors de son pays, s'exposant à des dangers volontaires, il va pénétrer dans des contrées désertes et inconnues ; le moindre nuage l'épouvante, et jamais il ne dort le cœur exempt d'effroi ; au milieu de la plus grande chaleur, et quoique partout environné d'eau, c'est en vain qu'il cherche à étancher sa soif brûlante ; un frêle bâtiment seul le protége contre les coups de la mer, et rarement même il trouve une compensation équivalente à tant de sacrifices. » (Bernardino Baldi ; *La nautica*, 1840, pag. 151.)

désir de bien faire nous servira d'excuse ; car, comme
le dit Montaigne : « Nous ne pouvons être tenus au-delà
de nos forces et de nos moyens , à cette cause, parce que
les effets et exécutions ne sont aucunement en notre
puissance, et qu'il n'y a rien à bon escient en notre
puissance que la volonté. » (*Essais*, chap. VII. *Que
l'intention juge nos actions.*)

FIN.

<table>
<tr><td>Permis d'imprimer.</td><td>Vu, bon à imprimer,</td></tr>
<tr><td>Le Recteur de l'Académie,</td><td>Le Président-Censeur,</td></tr>
<tr><td>AL. DONNÉ.</td><td>ANGLADA.</td></tr>
</table>

QUESTIONS TIRÉES AU SORT,

SUR LESQUELLES

LE CANDIDAT RÉPONDRA VERBALEMENT

d'après l'arrêté du 22 mars 1842.

Chimie médicale et Pharmacie.

Comment reconnaître si le vinaigre contient de l'acide sulfurique?

Chimie générale et Toxicologie.

De l'acide hypophosphoreux, et des sels formés par cet acide.

Botanique.

De la marche de la sève dans les végétaux.

Anatomie.

Quels sont les caractères distinctifs des fibro-cartilages et des véritables cartilages?

Physiologie.

Qu'est-ce que l'on doit entendre par *chronologie humaine?*

Pathologie et Thérapeutique générales.

Des âges, en tant que causes ou condition des maladies.

Pathologie médicale ou interne.

Le croup est-il une maladie sporadique, endémique ou épidémique?

Pathologie chirurgicale ou externe.

Comment se forment et se développent les calculs d'oxalate de chaux? Quels sont leurs caractères?

Thérapeutique et Matière médicale.

Des rapports de l'histoire naturelle des médicaments (ou pharmacographie) avec la thérapeutique.

Opérations et Appareils.

Du traitement des blessures de l'artère fémorale.

Médecine Légale.

De la submersion.

Hygiène.

Quelles sont les règles qui doivent présider à l'éducation morale de la première enfance?

Accouchements.

Du mécanisme de l'accouchement naturel par le sommet de la tête, position occipito-cotyloïdienne gauche.

Clinique interne.

Les tubercules sont-ils la cause de certaines phthisies, ou se développent-ils avec ces maladies, sous l'influence d'une cause commune?

Clinique externe.

Des maladies du sinus maxillaire.

Titre de la Thèse à soutenir.

Du mal de mer. Ses causes, sa nature, son traitement, son action thérapeutique et morbide.

FACULTE DE MEDECINE.

Professeurs.

MM.

BÉRARD O. ✳, Doyen.	*Chimie générale et Toxicologie*
RENÉ ✳ C ✝.	*Médecine légale.*
BOUISSON, ✳ C ✝.	*Clinique chirurgicale*
BOYER ✳.	*Pathologie externe.*
DUMAS ✳.	*Accouchements.*
FUSTER,	*Clinique médicale.*
JAUMES ✳.	*Pathologie et Thérapeut. générale*
ALQUIÉ ✳.	*Clinique chirurgicale.*
MARTINS ✳.	*Botanique et Histoire naturelle.*
DUPRÉ ✳ C ✝.	*Clinique médicale.*
BENOIT ✳, Exam.	*Anatomie.*
ANGLADA, Prés.	*Pathologie médicale.*
COURTY.	*Opérations et Appareils.*
BÉCHAMP.	*Chimie médicale et pharmacie.*
ROUGET.	*Physiologie.*
COMBAL ✳.	*Thérapeutique et matière médicale*
N........	*Hygiène.*

Professeur honoraire.

M. LORDAT C. ✳.

Agrégés en exercice.

MM.	MM.
QUISSAC.	CAVALIER.
GIRDAL.	CASTAN.
MOUTET.	BATLLE.
GARIMOND.	ESPAGNE.
JACQUEMET, Ex.	SAINTPIERRE.
MOITESSIER.	ESTOR.
GUINIER.	PLANCHON.
PÉCHOLIER, Exam.	

SERMENT.

En présence des Maîtres de cette École, de mes
chers Condisciples et devant l'effigie d'Hippocrate,
je promets et je jure, au nom de l'Être Suprême,
d'être fidèle aux lois de l'honneur et de la probité dans
l'exercice de la Médecine. Je donnerai mes soins gra-
tuits à l'indigent, et n'exigerai jamais un salaire
au-dessus de mon travail. Admis dans l'intérieur
des maisons, mes yeux ne verront pas ce qui s'y
passe; ma langue taira les secrets qui me seront con-
fiés, et mon état ne servira pas à corrompre les mœurs
ni à favoriser le crime. Respectueux et reconnaissans
envers mes Maîtres, je rendrai à leurs enfants l'in-
struction que j'ai reçue de leurs pères.

Que les hommes m'accordent leur estime si je suis
fidèle à mes promesses ! Que je sois couvert d'opprobre
et méprisé de mes confrères si j'y manque!